DISSERTATION

SUR LES AVANTAGES DES NOUVELLES

DENTS ET RATELIERS

ARTIFICIELS,

INCORRUPTIBLES ET SANS ODEUR;

INVENTÉS

PAR M. DUBOIS DE CHÉMANT,

MAITRE EN CHIRURGIE ET DENTISTE, approuvés par la Faculté & par la Société Royale de Médecine, & par l'Académie des Sciences de Paris.

SUIVIE

D'UNE RÉFUTATION SOMMAIRE

DES ASSERTIONS

Avancées par M. DUBOIS FOUCOU, *Dentiste du Roi, dans sa Lettre aux Auteurs du Journal de Paris, le 18 Mai 1788.*

Non est invidia super invidiam dentarici.

NOUVELLE EDITION.

A PARIS.

Chez L'AUTEUR, Place & Cul-de-sac de Conty, derrière la Monnoie, Nº 4.
GATTEY, Libraire, Galerie du Palais-Royal, Nº 14 & 15.

DISSERTATION

Sur les avantages des nouvelles Dents & Rateliers artificiels, incorruptibles & ſans odeur.

DEPUIS que l'induſtrie humaine a imaginé de ſuppléer à la perte des Dents par d'autres Dents factices, l'Art s'eſt toujours borné au choix des ſubſtances tirées du règne animal; telles ſont les Dents humaines, celles de l'hippopotame ou cheval marin, celles de l'éléphant, du bœuf, du veau, ainſi que certains os de différens autres animaux &c. &c. Mais perſonne n'ignore, & l'expérience ne l'a que trop démontré, que toutes ces ſubſtances étant de matière poreuſe, ſont ſuſceptibles de s'emprégner de la ſalive & des particules alimentaires que la chaleur continuelle de la bouche fait fermenter. Cette fermentation ne manque pas de produire bientôt une putréfaction qui infecte la bouche & l'haleine, inconvéniens, tout à la fois nuiſibles à la ſanté, & inſupportables à l'odorat; qui même donnent lieu de croire que les miaſmes putrides qui ſe détachent & s'exhalent de ces foyers de corruption portés dans la masse du sang par l'intromission de la salive dans l'estomac, & par l'inspiration de l'air dans les poumons, donnent souvent lieu à des maladies dont on ignore la cause.

Ce ne sont pas là les seuls inconvéniens qui résultent de cette substitution de matières animales aux Dents naturelles. Etant susceptibles de se ramolir dans l'eau, la salive produit non-seulement l'effet de l'eau, mais elle concourt avec l'air & les autres causes de fermentation à ronger & à carier ces substances, d'où il résulte que lors ce que c'est une Dent à pivot, le trou dans lequel il est logé s'aggrandit; la Dent factice tombe ou est avalée, & le pivot reste à la racine.

Il en est à peu près de même des Dents attachées avec des fils, qu'on est obligé de faire toucher aux parties latérales des Dents voisines auxquelles elles sont attachées. Qu'arrive-t-il alors? La pièce artificielle se retrécissant par les causes déja expliquées, les Dents qui leur servent d'attache se déplacent de leurs alvéoles par le serrement du fil qui tend toujours à les rapprocher des Dents artificielles. La douleur & l'inflammation surviennent; & bientôt après la chûte de ces mêmes Dents oblige à en faire faire d'autres.

Si on fait attention que les bonnes qualités du sang dépendent le plus souvent d'un chyle doux & louable & bien élaboré; & si l'on considère que cette élaboration ne peut se faire qu'autant que l'estomac reçoit des alimens bien broyés & bien triturés, ce qui ne peut se faire sans les Dents, il n'y a personne qui raisonnant d'après ces principe n'ait recours aux

Dents artificielles. Mais combien de personnes ont été privées de ce secours à cause de la mauvaise odeur des anciennes substances & de leur corruptibilité, jointe à la difficulté qu'on éprouve dans la confection de ces sortes d'ouvrages qu'il n'est pas toujours possible d'adapter d'une manière bien conforme à la surface des gencives, & qui d'ailleurs n'imite jamais bien la nature.

Quant aux Dents humaines en particulier, il me suffira de faire observer au lecteur ce qu'il connoît déja par la lecture des journaux qui ont souvent annoncé que des accidens graves, même la mort, ont suivis l'usage imprudent que l'on avoit fait de ces dents, parce qu'elles étoient infectés d'un venin quelconque, & duquel il n'est pas toujours possible de se garantir : car j'ai eu occasion de voir plusieurs personnes qui ont été inoculées pour s'être fait poser des Dents humaines.

Pénétré de toutes ces vérités, & surpris du peu de progrès de l'Art dans cette branche de Chirurgie, aussi belle qu'essentielle à notre individu, tandis qu'elle en a fait de si rapides dans toutes les autres; j'en ai fait l'objet de mon étude, & j'ai multiplié mes expériences sans être rebuté par les frais qu'elles entraînoient.

Convaincu de l'insuffisance des substances animales, & de l'impossibilité d'empêcher leur décomposition, j'ai cherché dans le règne minéral des substances incorruptibles sur lesquelles l'air, la salive & les alimens ne fissent aucune impression, & susceptibles des formes les plus convenables aux fonctions importantes que je cherche à rétablir. Je ſuis enfin parvenu, après bien des recherches, à compoſer une pâte minérale ductile, ſuſceptible de recevoir l'empreinte juſte & exacte des gencives & portions de Dents, ſans être obligé de les extraire; & j'ai eu la ſatisfaction de donner à cette matière, par des procédés particuliers, un degré de ſolidité qui la rend capable de réſiſter aux plus grands efforts ſans ſe caſſer, ni produire aucuns des effets qui peuvent réſulter de la fracture ou de l'exfoliation des matières animales employées juſques à préſent.

La teinte que je donne à cette matière eſt inaltérable, & j'ai la faculté de lui donner celle des gencives, de manière que je peux réparer la perte de ſubſtance des mâchoires en imitant, ſur la matière que je façonne à mon gré, la couleur naturelle aux parties que je veux ſuppléer.

Si l'on conſidère que mes nouvelles Dents & Rateliers joignent à tant d'avantages, ceux de s'adapter facilement ſur les gencives, que je ne fais aucune ſéparation entre les Dents, quoique l'intervalle en ſoit très-diſtinct (ce qui empêche les débris des alimens de ſe loger dans les interſtices); ſi l'on conſidère enfin que j'imite toutes ſortes de couleurs de Dents, & qu'elles reſſemblent parfaitement aux naturelles, l'on n'héſitera pas de leur donner la préférence.

Je n'en dirai pas davantage ſur la néceſſité des Dents & des Rateliers en général, ainſi que ſur la préférence que l'on doit à ceux de ma compoſition, me réſervant de traiter de ces objets plus au long dans un ouvrage dont je m'occupe tous les jours, & dans lequel je parlerai des maladies de la Bouche, celles des Dents & des Gencives, avec des notes & observations relatives.

Il me reste à parler des méchaniques & ressorts que j'employe pour maintenir les Dents & Rateliers de ma composition. Ce n'étoit pas assez pour moi d'avoir en mon pouvoir une matière solide & susceptible de formes convenables; mécontent des ressorts qu'on employoit jusqu'à ce jour, j'ai cherché à les perfectionner, & je crois pouvoir me flatter que ceux que j'adapte à mes Rateliers, réunissent la fléxibilité & la solidité, de manière à obéir à tous les mouvemens des mâchoires sans aucun inconvénient, ce qui leur a mérité le suffrage des gens de l'Art, & de tous ceux qui en font usage. J'ai aussi imaginé une nouvelle méchanique très-simple & très-solide pour maintenir un Ratelier à la mâchoire supérieure, quoiqu'il n'y eut aucunes Dents, lequel on ôte & remet à volonté sans occasionner la moindre douleur (1).

(1) Un des avantages économiques, non moins précieux pour bien des personnes, c'est qu'un seul Ratelier suffit pour la vie d'un homme, sans être obligé d'en faire refaire tous les ans, comme cela se pratiquoit avec les anciennes substances à cause de leur corruptibilité, & M. Dubois de Chémant garantit ceux de sa composition pour la vie. Il prévient les personnes de quelque pays qu'elles puissent être qui voudroient avoir recours à son Art, qu'elles peuvent le faire sans se déplacer, pourvu qu'elles envoyent des modèles justes & exacts; tels qu'il leur prescrit dans un imprimé qu'il leur enverra.....

S'il m'étoit permis de citer les personnes de la plus haute considération qui m'honorent de leur confiance, qui se servent avec le plus grand succès des Dents & Rateliers de ma composition, je pourrois appuyer par leurs suffrages l'avantage de mes nouveaux procédés. Mais on aime à suppléer par l'industrie aux Dents qu'on a perdu ; & cependant peu de personnes veulent en convenir. Notre devoir étant d'observer le silence qui nous est prescrit, je préférerai toujours de taire les éloges que j'ai reçu, plutôt que de blesser l'amour-propre des personnes qui ont eu recours à mon art.

Comme dans le grand nombre de ceux qui font usage de mes Dents & mes Rateliers, il en est quelques-uns qui sont au-dessus des préjugés, & qui ne croient pas assez récompenser un Artiste, s'ils ne lui donnent en même-tems une attestation de l'estime & de la reconnoissance qu'inspirent ses talens, je joindrai ici leur témoignage qu'on pourra invoquer, & dans cette classe sont des Médecins & des Chirurgiens, témoins occulaires de mes opérations.

MM. Darcet, Docteur en Médecine & Professeur de Chimie au Collège Royal; Geoffroy, Docteur-Régent de la Faculté de Médecine & Président de la Société, rue des Singes, au Marais; de la Rivière, Médecin, rue du Cimetière Saint André-des-Arts ; de Fourcrois, Médecin & Professeur, au Jardin du Roi ; Allé, Médecin ; Desmay, Docteur en Médecine ; Petit-Radel, Docteur en Médecine; Sabattier, de l'Académie des Sciences, Chirurgien-Major des Invalides; Cadet, Membre de l'Académie de Chirurgie, rue du Mail; Cadet, Maître en Pharmacie de l'Académie des Sciences, rue Saint Honoré; Sue, Profeſſeur-Royal d'Anatomie, rue de l'Arbre-ſec; Brador, Profeſſeur de Phiſiologie aux Ecoles de Chirurgie; Piet, Profeſſeur aux Ecoles de Chirurgie; Beaupreau, Dentiſte & de l'Académie de Chirurgie; Deſchamps, Chirurgien-Major de la Charité; Bonneau, Maître en Chirurgie de Paris; Duchateau, Apothicaire, à Saint-Germain-en-Laie; M. Sage, de l'Académie des Sciences, Profeſſeur de Minéralogie, à la Monnoie.

Pour ne pas trop m'écarter des bornes que je me ſuis preſcrits dans cette courte diſſertation, je me contenterai d'inſérer ici les approbations de la Faculté de Médecine & de l'Académie des Sciences, leſquelles tiendront lieu de l'approbation de la Société Royale de Médecine, qui eſt à peu près conçue dans les mêmes termes.

RAPPORT

De MM. les Commiſſaires nommés par la Faculté de Medecine de Paris, pour examiner les nouvelles Dents & Rateliers du ſieur de Chémant.

M. LE DOYEN,

Nous avons examinés les nouveaux Rateliers & les Dents artificielles que le Sieur Dubois de Chémant forme avec une pâte de ſa compoſition, qu'il fait durcir au feu. Ils ſont d'une très grande dureté, réſiſtent long-tems au marteau, font feu avec le briquet & ne se dissolvent dans aucun des acides. Une pièce, représentant toutes les Dents de la mâchoire inférieure, jetée à terre, n'a pas été cassée.

Les Rateliers, pour les mâchoires supérieures, sont d'une seule pièce ; les Dents ne sont point séparées par des intervalles, elles sont figurées chacune suivant leur forme naturelle, & un trait ombré paroit les séparer. Les gencives sont aussi parfaitement imitées ; c'est seulement au bord de ces Rateliers où l'on voit des inégalités qui représentent les extrêmités supérieures des différentes sortes de Dents,

La forme que le Sieur de Chémant donne à ses Rateliers & aux Dents imite parfaitement la nature. Il a aussi trouvé le moyen de donner le ton de couleur des Dents naturelles qu'il veut remplacer, ce qui fait que l'on ne peut pas distinguer les siennes de celles du sujet ; & comme la matière dont il se sert est incorruptible, elle ne perd aucune de ses propriétés avec le tems.

Le Ratelier, composé de deux mâchoires, est articulé par le moyen d'un ressort, aussi de l'invention de l'Auteur ; ce ressort donne la facilité de mouvoir les deux mâchoires sans que ceux qui portent les Rateliers éprouvent aucune résistance désagréable ou incommode dans les divers mouvemens. Nous avons vu une mâchoire supérieure en place sur le vivant ; elle étoit parfaitement assujettie, ne gênoit point le malade, & représentoit la plus belle denture, soit quand il parloit, soit lorsqu'il rioit. Nous avons vu aussi plusieurs Dents réunies & assujetties dans la bouche d'une personne digne de foi, qui nous a assuré qu'elle mangeoit aussi bien avec ses Dents artificielles qu'avec ses Dents naturelles.

L'invention du Sieur de Chémant nous a paru réunir tous les avantages que peuvent désirer ceux qui ont besoin des Rateliers ou des Dents artificielles. Lorsqu'il s'agit de remplacer une ou plusieurs Dents de suite, il prend avec sa pâte la longueur de l'espace à remplir & à la configuration des bords alvéolaires avec la plus grande précision. Il forme ensuite une pièce qu'il adapte juste & qui n'incommode pas le malade. La dureté de la composition du Sieur de Chémant l'empêche de s'égréner dans la bouche pendant la mastication, & son incorruptibilité l'empêche aussi de se dissoudre par les sucs des alimens ou par les boissons acides ; comme les Dents ne sont pas séparées dans leur longueur, il ne peut s'y loger aucune parcelle d'alimens.

Jusqu'à présent le Dentistes n'avoient d'autres moyens pour remplacer les Dents que de se servir des substances osseuses, tirées de différens animaux ; ils en formoient des Dents séparées, ou plusieurs Dents réunies, ou, enfin, des Rateliers complets ; ils prenoient un morceau d'os pour former la pièce dont ils avoient besoin, & se servoient de la lime ou de la scie pour la travailler. Lorsqu'ils vouloient faire un Ratelier pour une mâchoire ou pour les deux, ils donnoient à une portion d'os la configuration convenable ; ensuite ils marquoient les Dents avec un trait de scie superficiel pour imiter l'intervalle qui se trouve ordinairement entre chaque Dent : ces Dents, sur-tout celles de devant, ressembloient plutôt à des touches d'épinette qu'à des Dents ; & laissoient un intervalle assez considérable, tant à leur extrêmité supérieure que dans leur longueur. Les alimens s'y amassoient, fermentoient dans la bouche, s'y corrompoient & exhaloient une odeur infecte aussi nuisible aux malades qu'insupportable à ceux à qui ils parloient de près.

Nous croyons devoir observer que les Dents ou Rateliers osseux, ayant subi le travail de la lime ou de la scie, étoient beaucoup plus disposés à se corrompre dans la bouche par la multitude des pores que ces instrumens avoient ouverts, qui permettoient au sucs de la bouche & des alimens de la pénétrer. Il est de fait que ces os s'amollissoient, se corrompoient & se détruisoient dans la bouche. Nous avons vu sur un Ratelier deux Dents qui s'étoient exfoliées, & nous apportons à la Faculté un vieux Ratelier que nous a remis le Sieur de Chémant, qui s'est ramolli & noirci dans la bouche de la personne qui l'a porté.

Les Dents & Rateliers du Sieur Dubois de Chémant n'ont aucun des inconvéniens de ceux faits avec les os ; ils ont l'avantage d'imiter parfaitement la forme de chaque espèce de Dents, d'en figurer les intervalles sans laisser de vuide, de représenter les gencives, & de s'adapter exactement sur le bord alvéolaire sans incommoder les malades. En conséquence nous pensons que la Faculté doit admettre la découverte du Sieur de Chémant comme une invention qui fait beaucoup d'honneur à son Auteur, & qui doit être très-utile à ceux qui auront besoin des secours de son nouvel Art.

Et ont signé, DESCEMET, BAGET & PETIT-RADEL.

EXTRAIT

Des Regiſtres de la Faculté de Médecine en l'Univerſité de Paris.

L'AN mil ſept cent quatre-vingt-neuf, le Lundi ſecond jour de Mars, la Faculté de Médecine aſſemblée à cinq h. de relevée, en ſes Ecoles ſupérieures, après avoir entendu le rapport que lui ont fait MM. *Deſcemet*, *Baget* & *Petit-Radel*, qu'elle avoit chargé d'examiner les Dents artificielles & les Rateliers, propoſés par M. *de Chémant*, Chirurgien & Dentiſte, a été unanimement d'avis, conformément audit Rapport, d'approuver les mêmes Dents & Rateliers artificiels, composés d'une pâte que le Sieur *de Chémant* fait durcir au feu, de manière que ces pièces réuniſſent la beauté, la ſolidité, la commodité & la ſalubrieé; qualités reconnues par MM. les Commiſſaires, tant par les épreuves qu'ils ont fait ſubir aux échantillons préſentées par l'Inventeur, que parce qu'ils ont obſervé ſur les perſonnes qui en ont fait uſage, & j'ai conclu avec elle, *Edme-Claude Bourru*, Doyen.

De la part de MM. les Doyens & Docteurs Régents de la Faculté de Médecine de Paris, j'ai appoſé le petit Sceau, le 5 Mars 1789.

Signé, CRUCHOT, *premier Appariteur & Greffier de ladite Faculté en l'Univerſité de Paris.*

RAPPORT

De l'Académie des Sciences sur les Rateliers & Dents de la nouvelle composition de M. Dubois de Chémant.

EXTRAIT *des Registres de l'Académie Royale des Sciences, du 10 Juin 1789.*

NOUS avons été chargés, M. Darcet & moi, d'examiner les Rateliers & Dents de nouvelle composition, que M. Dubois de Chémant a présentés à l'Académie, & de lui en rendre compte. La Compagnie a pu juger, comme nous, que ces Rateliers & Dents imitent de très-près la nature, tant par la forme & la couleur que par celle des portions de gencives artificielles qui les soutiennent, & auxquelles M. de Chémant sait aussi donner beaucoup de ressemblance avec les gencives naturelles. Mais ce qui leur mérite une préférence marquée sur ceux qu'on a fabriqués jusqu'ici, c'est qu'ils sont d'une substance dure, sur laquelle la salive & les restes d'alimens, qui peuvent séjourner dans la bouche, n'ont aucune action ; au lieu que les autres, faits avec des substances animales & peu semblables d'ailleurs à des Dents naturelles, s'altèrent aisément, prennent une couleur sale ; & contractent une odeur plus ou moins désagréable, & qui peut être nuisible à la santé. La matière dont M. de Chémant se sert, est une pâte minérale à laquelle il est parvenu, après divers essais, à donner une couleur semblable à celle des Dents qu'il se propose de remplacer. Il sait lui faire prendre toutes les formes, pour en faire des Rateliers complets, des demi Rateliers, pour la mâchoire supérieure ou inférieure ; des portions de Rateliers, lorsqu'il reste en haut ou en bas des Dents qui peuvent être conservées, & des Dents uniques, doubles triples ou quadruples suivant le besoin. Les Rateliers complets se meuvent au moyen des ressorts de l'invention de M. de Chémant, lesquels sont très-différens de ceux qu'on avoit coutume d'employer, & qui non-seulement en écartent les parties lors de l'écartement des mâchoires, mais encore permettent les mouvemens de côté. Ces ressorts s'appliquent aux deux Rateliers, même à ceux d'en haut, d'une manière aussi simple qu'elle est ingénieuse. Une mécanique également simple joint les Rateliers partiels aux Dents naturelles qui restent, & les Dents uniques, doubles, ou autres, s'ajustent avec la plus grande facilité, parce que M. de Chémant a trouvé le moyen de percer sa pâte pour y placer des goupilles, & d'y pratiquer les rainures qu'il juge convenables.

La manière dont il prend ses mesures pour les Dents qu'il veut remplacer ajoute beaucoup au mérite de son invention. Son procédé est tel que chaque pièce est comme moulée pour la place qu'elle doit occuper, & que s'il s'agit de Rateliers complets & de demi Rateliers, de Rateliers partiels, leur base emboîte le bord alvéolaire, ou la portion de ce bord sur lequel on les applique, ce qui assure la solidité de leur position, & prévient les pressions douloureuses qu'ils pourroient faire. Ce procédé leur donne la facilité de conserver, aussi long-temps qu'il le veut, des moules de toutes ses pièces, de même qu'il lui est aisé de faire prendre des mesures justes & précises pour des personnes éloignées qu'il n'a jamais vues; & pourvu qu'on lui indique exactement la couleur des Dents s'il en reste, il est sûr d'envoyer des pièces qui s'ajusteront avec la plus grande exactitude, & qui iront aussi bien que s'il avoit pris les mesures & qu'il les eût appliquées lui-même.

La pâte de M. de Chémant est très-solide; on ne peut la casser entre les mains qu'en y mettant une grande force. Leur matière fait feu avec le briquet; elle est inaltérable par les acides. Sa pesanteur est moindre que celle de la porcelaine. M. Brisson, qui a bien voulu la déterminer, trouve qu'elle est d'une once deux gros soixante-neuf grains par pouce cube, au lieu que la porcelaine de Séve, la plus légère des dix-sept espèces de porcelaines qu'il ait soumises à la balance, pèse une once trois gros neuf grains.

Après avoir examiné les Rateliers & Dents que fabrique M. de Chémant, après avoir vu la manière dont il prend ses mesures & forme ses moules, avoir pris connoissance de ses ressorts & de la monture des pièces qu'il emploie, nous avons cru que, pour répondre à la confiance de l'Académie, nous devions voir de ses pièces en place ; nous nous sommes transportés en conséquence chez plusieurs personnes qui en font usage, & qui ont consenti à se faire voir & répondre à nos questions ; nous avons vu des Dents de toute espèce. Les personnes chez qui M. de Chémant nous a conduits, sont presque toutes d'un état distingué, & par là hors de soupçon d'avoir eu d'autres motifs dans ce qu'elles nous ont dit, que celui de rendre justice à la vérité. Elles nous ont assurés qu'elles n'éprouvoient aucune incommodité de la part des pièces dont elles font usage, & qu'elles s'y sont accoutumées en peu de tems & avec facilité. Elles s'en servent pour manger, & trouvent que ces pièces favorisent autant la mastication que l'action de parler, en même-tems qu'elles corrigent la difformité qui résulte de la privation des Dents. Nous n'en avons pas vu chez qui les pièces dont il s'agit aient éprouvé la moindre altération pour la couleur, ni la moindre brisure ; & quand cela arriveroit & qu'il s'en mêleroit quelques éclats avec les alimens, nous croyons pouvoir assurer qu'il n'en résulteroit rien de fâcheux, & que ces éclats traverseroient le canal alimentaire sans faire plus de mal que les portions d'os, les arêtes de poisson, & autres corps durs que l'on est exposé à avaler en mangeant. Il n'y a donc rien à craindre des Dents & Rateliers faits par M. de Chémant, qui réunissent d'ailleurs tous les avantages que l'on peut désirer.

L'Académie nous permettra sans doute, de conclure, de ce qui vient d'être dit, que les Rateliers & Dents artificielles de M. de Chémant méritent d'être approuvés par elle, & qu'il seroit à propos qu'il fut fait mention dans l'Histoire de l'application heureuse qu'il a faite d'une matière dure & incorruptible à un objet aussi utile que celui de remplacer les Dents lorsqu'elles viennent à manquer.

A l'Académie Royale des Sciences, le 10 Juin 1789. Signé D'ARCET ET SABATIER.

Je certifie le présent Extrait conforme à l'original & au jugement de l'Académie. A Paris, le 21 Juin 1789.

Signé le Marquis de CONDORCET.

Après des découvertes aussi intéressantes, sanctionnées par des Sociétés si éclairées & si respectables, j'avois lieu de penser que je n'éprouverois aucune contradiction de la part de ceux qui professent le même Art que moi ; cependant il s'en est élevé audacieusement un (M. Dubois-Foucou, Dentiste du Roi), qui avoit avancé des assertions capables d'induire le public en erreur sur les vrais avantages de mes nouvelles Dents, comme il avoit échoué dans ses premières tentatives, je n'aûrois pas cru qu'il voulut en hasarder de nouvelles ; cependant il cherche encore à déprimer ma découverte en avançant que le foie de soufre noircit mes Dents, comme si la salive avoit la même action (1) ; enfin qu'elles sont d'un tiers plus pesantes que les Dents de substances osseuses, Ces imputations dénuées de vérités, ne pourront faire aucune impression, sur-tout en connoissant le mobile qui fait agir M. Dubois-Foucou ; la jalousie, je lui demanderai cependant pourquoi, si mes Dents sont susceptibles de pareils inconvéniens, a-t-il eu recours à mon industrie pour se faire placer deux petites Dents molaires à sa supérieure mâchoire (2) ? pourquoi m'en a-t-il fait faire pour ses malades, pour lesquels je n'ai voulu exiger aucune rétribution, ainsi que pour lui. Mais telle devoit être la récompense de mes travaux, que j'ai donné deux Denst pour me mordre, & je terminerai comme dans ma première dissertation en 1788 par cette épigramme, qui seule peut me servir de réponse.

---

(1) Voyez le Certificat de M. Sage, page 23.

(2) Comme notre Art nous impose le secret pour les per. sonnes qui nous accorde leur confiance je ne me serois point étayé de ce moyen de justification si M. Dubois Foucou lui-même n'étoit convenu de ces faits devant l'Académie.

Un

Un Dentiste disoit, ah ! pour prix de mes soins,
Orgon, sens-tu combien ton désaveu me touche ?
Contre ta langue, ingrat, j'ai pourtant deux témoins ;
Qui sont-ils ? les deux Dents qu'à mon Art doit ta bouche.

Je n'aurois pas pensé à rappeler cette querelle avec M. Dubois-Foucou, si ce dernier ne cherchoit tous les jours à diminuer la confiance dont le public a daigné m'honorer ; & ce n'est pas sans peine que je me détermine à me justifier d'une pareille inculpation; mais M. Dubois-Foucou ayant manqué à la parole solemnelle qu'il m'avoit donné, de laisser là une question où il avoit échoué, j'ai un droit naturel à le repousser ; & ce sera par la suite avec plus d'énergie, si enflé, outre mesure, de ses talens, il ne rougit pas de dénigrer les miens, malgré la justice qu'il leur a rendu dans le principe.

Après le témoignage que M. Dubois-Foucou, dans l'accès même de sa jalousie, est forcé de rendre à ma nouvelle découverte, après les attestations authentiques que plusieurs Académies m'ont prodigué sur le succès de mes opérations, le public ne peut ni ne doit avoir aucune méfiance sur l'utilité de mes procédés dans la fabrication des nouvelles Dents & des Rateliers de ma composition ; mais pour fixer de plus en plus le jugement du public sur ces objets de première nécessité, & pour ne lui laisser rien à désirer sur leurs avantages, j'insère ici les certificats des personnes qui se sont conciliées constamment son estime & sa confiance.

CERTIFICATS.

Je soussigné certifie que les Rateliers d'une composition particulière, faits & imaginés par M. de Chemant, Chirurgien & Dentiste, n'ont aucuns des inconvéniens de ceux, depuis tous les tems faits avec la dent de cheval marin, & autres substances animales, qui procurent en général une mauvaise odeur; que les siennes ont l'avantage de réunir la bonté, la solidité, ainsi que la couleur naturelle qui ne change jamais; qu'ils sont en tout préférables par leurs salubrité, aux anciens dont j'ai fait usage avant les siens; qu'il est heureux pour l'humanité qu'il ait rencontré un moyen de contribuer à sa conservation, par l'un des résultats d'une première digestion, dont les autres s'opèrent laborieusement à son défaut: ce que je puis affirmer tant par l'usage que j'en fais, que par les personnes auxquelles je les ai conseillé, qui, comme moi, mangent & parlent avec facilité, comme porteurs de Dents naturelles; en foi dequoi je lui ai délivré le présent, autant par justice que par reconnoissance, pour lui servir à telles fins que de raison. A Paris, le dix Novembre mil sept cent quatre-vingt-neuf.

CADET, du Collège & Académie Royale de Chirurgie.

Je soussigné certifie que m'étant trouvé dans le cas d'avoir recours au talent de M. Dubois de Chemant, en sa qualité de Dentiste, il m'a fait à la mâchoire supérieure un Ratelier partiel, au moyen duquel j'ai recouvré, depuis près de deux ans, l'usage si nécessaire de la mastication ; sans en avoir éprouvé jusqu'aujourd'hui ni incommodité ni douleur : ce que peuvent & doivent même attester tous les différens Commissaires qui ont été nommés pour vérifier la vérité des faits que je certifie ; en foi dequoi, & pour rendre la justice due de ma part à M. Dubois de Chemant, j'ai signé le présent Certificat. A Paris, le six Juillet mil sept cent quatre-vingt-dix.

DELAPLACE, âgé de 84 ans.

Je vous avois promis, Monsieur, un Certificat de ma part, si je me trouvois satisfait de l'usage de vos nouvelles Dents, vos succès ayant répondu à mon attente, je crois remplir un acte de justice & être utile au public en vous donnant l'attestation suivante.

Je certifie donc, que je suis très-content de la pièce que vous m'avez faite, pour remplacer les deux Dents qui me manquent, que je m'y suis habitué en fort peu de tems, que je mange dessus & sans aucune douleur, comme je le faisois sur mes deux propres Dents, avant l'accident qui me les a brisées ; qu'elle n'a pris & ne peut prendre aucune espèce d'odeur, vû la matière dont elle est composée & sa très-grande dureté ; qu'elle a conservée parfaitement sa couleur & sa beauté, ce que je n'ai point éprouvé de celles de cheval marin dont je me servois précédemment, dont la couleur s'étoit altérée dans fort peu de tems, qui avoit contracté une mauvaise odeur & s'étoient corrompues au bout de deux ans, de manière à ne pouvoir plus m'en servir. Je vous autorise, Monsieur, avec plaisir, de faire tel usage qu'il vous conviendra du présent Certificat pour votre utilité & celle des autres; & suis bien sincèrement,

MONSIEUR,

Votre très-humble & très-obéissant serviteur,
PLANTAMOUR.

Paris, le 23 Avril 1790.

Etant obligé, Monsieur, de partir demain pour la campagne, je ne pourrois recevoir la visite de MM. les Commisaires nommés pour l'examen de vos Rateliers; mais si mon attestation par écrit peut suffire, je leur certifierai que je me sers de votre Ratelier depuis un an, avec le plus grand succès. Il est si juste dans ses proportions & cole si bien sur mes vieilles gencives, que je le crois souvent faire partie de mes mâchoires; enfin il est si bien fait que les personnes qui me voyent le plus souvent croyent voir mes propres Dents, & je puis assurer à quiconque que je parle, bois, & mange comme je faisois à 30 ans, ainsi que le peut certifier M. Brasdor, de l'Académie de Chirurgie, que vous connoissez & avec lequel je dîne quelquefois.

Si les éloges d'honnêteté & de douceur que vous mettez, Monsieur, dans vos opérations & vos procédés pouvoient ajouter à vos talens, je serai le premier à attester ces faits; mais la réputation dont vous jouissez & les approbations que vous avez obtenus des plus savantes Compagnies de l'Europe, sont bien au-dessus de mon attestation & bien faites pour vous continuer la confiance que vous avez si bien mérité du public.

Je ne suis point étonné, Monsieur, de l'injuste contestation que vous a suscité M. Dubois-Foucou : il faut vous attendre encore à de plus fortes ataques ; car plus on a de mérite, plus on fait de jaloux ; mais avec des succès aussi constans que les vôtres, vous parviendrez aisément à dissiper ces nuages que la calomnie élève & que la vérité fait dissiper, & avec le tems vous forcerez tous vos confrères à travailler à vous imiter, s'ils le peuvent, avec d'autant plus de raison que le public connoîtra, par votre dissertation, les inconvéniens inséparables de l'usage des substances animales.

En effet, Monsieur, si la mauvaise odeur qui s'en exale peut être nuisible à la santé, à plus forte raison ne peut-elle pas l'être étant continuellement dans la bouche. Je vous dirai même, à cet égard, que vous rendrez service, non-seulement aux personnes qui sont dans le cas d'en faire usage, mais encore à toutes les personnes qui fréquentans les sociétés & les spectacles, respirent un air contagieux. Car, supposé qu'il y ait deux mille personnes à l'Opéra, il y en a cinq cents qui ont une petite portion d'hipopotame, ramassez d'idée toute ces portions osseuses, vous verrez bientôt un squelette entier de cet animal, qui, s'il étoit sur la scène, feroit bientôt fuir tous les spectateurs par la putréfaction ; & le dégoût qu'il pourroit inspirer feroit le plus sûr moyen pour anéantir son commerce. Badinage à part, je vous ai toujours bien de l'obligation des soins que vous vous êtes donné pour moi, & si mon attestation peut être la preuve de ma reconnoissance, je vous prie d'en disposer comme bon vous semblera; je vous prie seulement de ne pas me nommer, il suffit que M. Brador me connoisse. J'ai l'honneur d'être, &c.

Paris, ce 15 Février 1789.

C***.

Lettre aux Auteurs du Journal.

Paris ce 13 Février 1789.

MONSIEUR,

Désirant rendre hommage à la vérité & aux talens de M. de Chémant, Auteur des nouvelles Dents & Rateliers incorruptibles, d'une composition particulière, je puis assurer qu'elles possèdent tous les avantages des autres Dents & Rateliers, sans en avoir les inconvéniens; qu'elles ne donnent aucune odeur & qu'elles conservent toujours leur beauté, outre qu'on s'y habitue avec la plus grande facilité, ce que je certifie, tant par l'exemple que j'en ai, que par l'usage que j'en fais moi-même depuis plus de six mois.

Signé GEOFFROY, Docteur-Régent de la Faculté de Médecine de Paris.

Lettre de M. le Comte de Coupa à M. de Chémant.

De Turin le 6 Juin 1793.

J'ai reçu, Monsieur, le Ratelier partiel que vous m'avez envoyé, la justesse avec lequel il est fait ne m'a fait éprouver aucuns obstacles dans sa position. Je vous avouerai que je doutois beaucoup que vous puissiez réussir à le faire aussi parfait sans ma présence, mais vous avez surpassé mon attente; jugez du plaisir que je goûte à rendre à vos talens l'hommage qu'ils méritent. Je suis, Monsieur, rempli d'admiration pour votre découverte,

Votre très-humble, &c.

LE COMTE DE COUPA.

Je soussigné certifie que les Dents & Rateliers d'une composition particulière, fait par M. Dubois de Chémant, n'ont aucuns des inconvéniens de ceux fait avec le cheval marin ou autres substances animales, qui sont susceptibles de se corrompre & qui donnent une odeur plus ou moins désagréable, au lieu que ceux de M. de Chémant réunissent la beauté, la solidité & la salubrité, qualités qui sont d'ailleurs constatées par l'expérience & les approbations qu'il a réunies en sa faveur, & qui sont bien au-dessus de tout ce que je pourrois moi-même certifier à cet égard. J'atteste de plus que je les ai préféré même aux Rateliers de porcelaine que j'avois imaginé pour mon usage, il y a dix ans, soit parce qu'ils sont susceptible d'être mieux faits, soit parce qu'ils sont faits d'une matière plus légère, soit enfin parce qu'ils imitent la couleur naturelle des Dents & qu'ils la conservent toujours. Je crois devoir cette attestation, tant pour rendre hommage a la vérité & aux talens de M. de Chémant, que pour témoigner la satisfaction que j'éprouve de voir un Artiste de son mérite, qui, avec le tems, pourra purger de la bouche ces matières corruptibles & infectés que la pratique avoit adopté jusqu'à présent. A Paris, ce vingt Octobre mil sept cent quatre-vingt-neuf.

DUCHATEAUT, Apothicaire à Saint-Germain-en-Laie.

Paris le 2 Avril 1790.

L'expérience, Monsieur, confirme ce que j'ai eu l'honneur de vous dire, lorsque vous m'avez fait part qu'on avoit avancé que le foie de soufre avoit de l'action sur vos Dents artificielles & les noircissoit.

J'ai laissé pendant trois jours deux de ces Dents, dans une dissolution de foie de soufre, d'où je les ai ensuite retirées : après les avoir lavées, j'ai reconnu qu'elles n'y avoient éprouvé aucune altération.

Je conserve une de ces Dents pour pouvoir servir au besoin, si l'on vous disoit encore que le foie de soufre a de l'action dessus.

SAGE, de l'Académie des Sciences, Directeur de l'Ecole Royale des Mines.

J'ai pesé la Dent d'hyppopotame parfaitement sèche, & ensuite pénétré d'eau. Lorsqu'elle est sèche, le pouce cube de cette Dent pèse 1 once 1 gros 14 grains : lorsqu'elle est pénétrée d'eau, le pouce cube pèse 1 once 1 gros 54 grains : ce qui fait voir qu'elle prend 40 grains d'eau par pouce cube. Si on la compare à la mati[ère d]es Rateliers de M. de Chémant, dont le pouce cube pèse 1 once 2 gros 60 grains, on trouve que le poids de la Dent d'hyppopotame est au poids de la matière des des Dents de M. de Chémant, comme 8 est à 9, ou comme 16 est à 18.

J'ai de plus pesé un Ratelier inférieur fait de la matière de M. de Chémant : je certifie qu'il n'a pesé que 4 gros 34 grains : les deux Rateliers ensemble ne peseront donc au plus que 9 gros. En foi de quoi j'ai donné le présent certificat. A Paris ce 19 Juin 1789.

BRISSON, de l'Académie Royale des Sciences.

N. B. Comme plusieurs annonces ont été insérées depuis quelque tems dans les papiers publics relativement aux Dents & Rateliers artificiels; & les substances qu'on y propose pour remplacer les Dents naturelles, sont déguisées de manière à faire présumer que j'ai communiqué, ou qu'on a découvert le secret de ma composition, pour éviter toute erreur, je crois devoir prévenir le public que je n'ai communiqué ma découverte à personne, & que c'est à moi seul qu'on doit s'adresser, ainsi que pour mon eau balsamique & spiritueuse pour la conservation des Dents & les maladies de la bouche, Hôtel de Sillery, N° 4, Place & Cul-de-sac de Conty, derrière la Monnoie, à Paris.

M. de Chémant est visible de midi à deux heures, & de trois à six, excepté les Dimanches & Fêtes.

De l'Imprimerie de CAILLEAU, l'un des Électeurs réunis au 14 Juillet 1789, rue Gallande, N°. 64.

www.ingramcontent.com/pod-product-compliance
Lightning Source LLC
LaVergne TN
LVHW021529140926
848035LV00047B/1273